DE LA

VALEUR DES SYMPTOMES

EN PATHOLOGIE MENTALE

PAR

Émile CALMETTE,

Docteur en médecine de la Faculté de Paris,
Ancien externe des hôpitaux de Paris,
Aide-major stagiaire au Val-de-Grâce.

PARIS

ADRIEN DELAHAYE, LIBRAIRE-ÉDITEUR

PLACE DE L'ÉCOLE-DE-MÉDECINE

1874

DE LA

VALEUR DES SYMPTOMES

EN PATHOLOGIE MENTALE

PAR

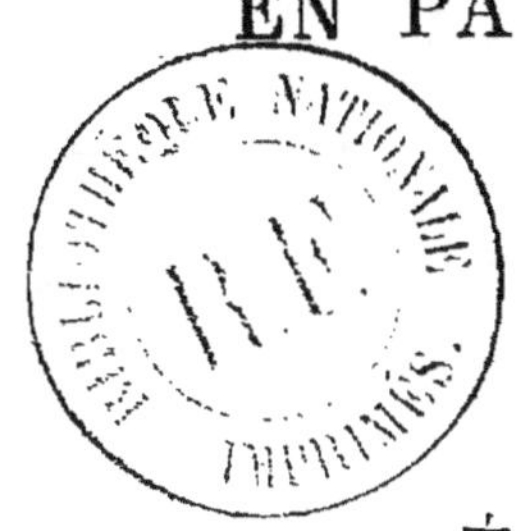

Émile CALMETTE,

Docteur en médecine de la Faculté de Paris,
Ancien externe des hôpitaux de Paris,
Aide-major stagiaire au Val-de-Grâce.

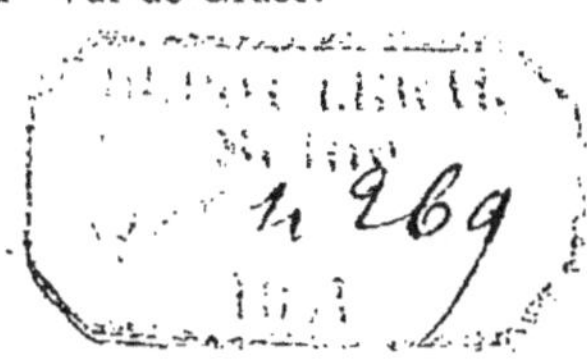

PARIS

ADRIEN DELAHAYE, LIBRAIRE-ÉDITEUR

PLACE DE L'ÉCOLE-DE-MÉDECINE

—

1874

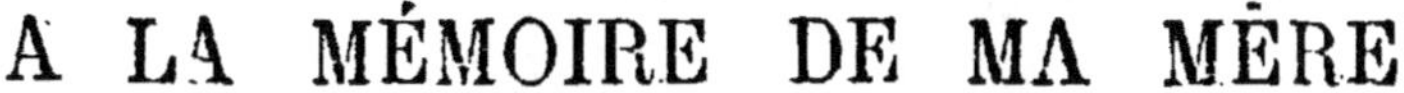

A LA MÉMOIRE DE MA MÈRE

INTRODUCTION.

Ayant fait le service d'interne pendant près d'une année dans les asiles de Bicêtre ou de la Salpêtrière, nous avons été frappé de la difficulté qu'on rencontre en médecine mentale pour la détermination des groupes morbides. L'œil de l'observateur ne voit partout qu'une multiplicité et une mobilité infinies de symptômes se succédant très-souvent sans règles et sans ordre, et il est forcé pour nommer une maladie ou pour caractériser un malade de prendre un signe, celui qui lui paraît au premier plan du tableau, et d'y ajouter le mot délire ou manie. Cette façon de juger est bonne pour l'instant où on observe, mais une heure avant ou une heure après, elle eût pu induire en erreur; en tout cas, elle est mauvaise pour une classification.

Dans ce travail nous nous occuperons de la valeur du symptôme en pathologie mentale et des bases sur lesquelles on a essayé d'asseoir des classifications. Nous terminerons par l'exposé des groupes morbides auxquels notre maître M. Berthier a essayé de ramener les principales formes de maladie mentale, formes qui. à son avis, doivent répondre avant tout à des indications thérapeutiques et légales, en conséquence de l'axiome hippocratique : *ante omnia cura.*

Nous avons divisé cette étude en cinq chapitres ; le premier est destiné à esquisser ce qu'on entend par symptômes en pathologie. Les autres traitent de la détermination des caractères symptomatiques dans les affections mentales et des classifications qui ont été basées sur ces caractères.

Que MM. Berthier et Voisin nous permettent de leur adresser tous nos remercîments pour la bienveillance et les bons conseils dont ils nous ont honoré pendant notre passage dans leurs services.

CONSIDÉRATIONS

SUR LA

VALEUR DES SYMPTOMES

EN PATHOLOGIE MENTALE

Je sais que la vérité est dans les choses
et non dans mon esprit qui les juge, et que
moins je mets du mien dans les jugements
que j'en porte, plus je suis sûr d'approcher
de la vérité.

J.-J. Rousseau (Emile).

CHAPITRE PREMIER

QU'ENTEND-ON PAR SYMPTÔME?

La façon dont on a envisagé le symptôme en
pathologie et en clinique a toujours dépendu de
l'idée que les divers médecins et chefs de doctrine
se sont faite de la maladie. Les empiriques, sup-
posant qu'elle était produite par un être indé-
pendant de l'organisme et s'y manifestant comme
sur un théâtre étranger à l'action qui se passe en
lui, rompaient ainsi tout rapport entre la santé et

la maladie et entre celle-ci et les divers symptômes ; les espèces nosologiques étaient tout aussi
naturelles et inamovibles que les espèces zoologi-
ques et végétales.

Pinel soutenait cette doctrine dont le vitalisme
de Barthez et de l'école de Montpellier n'est qu'un
corollaire. Fréd. Bérard se prévaut de l'existence
des maladies frustes et de l'absence des symptômes pathognomoniques pour prouver l'indépendance de la maladie. Nous croyons, au contraire,
avec la plupart des maîtres contemporains, que cet
argument tombe devant la considération attentive
de l'évolution des divers phénomènes qui se pas-
sent chez un malade, et de la liaison naturelle,
fatale qui existent entre eux dans certaines cir-
constances bien déterminées. Broussais qui a con-
tribué pour une si grande part aux tendances
scientifiques que la médecine a prises depuis le
commencement de ce siècle, supposait que la maladie proprement dite n'existe pas et que ce qu'on
appelle ainsi n'est qu'un trouble accidentel qui ne
peut avoir sa cause que dans une action intem-
pestive des modificateurs externes de notre économie : — de là, à l'affirmation de la nécessité
d'une lésion, il n'y a qu'un pas, et M. le professeur
Bouillaud écrivait, il y a 30 ans : S'il est un axiome
en médecine, c'est assurément cette proposition,
savoir : qu'il n'existe point de maladie sans lésion
d'un organe ou d'un élément organique. Soutenir
le contraire, ce serait soutenir implicitement
qu'il peut exister des fonctions sans organes,
c'est-à-dire une palpable absurdité.

MM. Hardy et Béhier, dans leur Pathologie interne, définissent ainsi la maladie : « Toute modification, soit anatomique, soit physiologique, soit clinique, survenue dans l'économie, accidentellement et en dehors de toute action organique régulière. » Cette définition satisfait complètement l'esprit et s'adapte à tous les faits ; car elle est essentiellement objective. Est-ce à dire pour cela qu'on ne rencontre et qu'on doive ne rencontrer et ne voir en clinique que des symptômes avec leur mobilité et leur variété infinies? Loin de nous la pensée de croire à la vérité exclusive de ce principe, il n'y a pas de maladies, il n'y a que des malades. Les maladies existent en tant que groupes morbides, mais non pas en tant qu'entités ; elles existent de par les symptômes ; ceux ci ont des rapports entre eux, rapports de subordination, de coordination, d'analogie, de balancement actionnel, etc., et ces rapports, qui dépendent de l'importance anatomique de lésions correspondantes, lésions passagères ou permanentes peu importe, mais *lésions* rendent compte de la mobilité de forme, d'allure et d'évolution que l'on rencontre dans les maladies. On voit par là combien celles-ci seront changeantes et dérouteront le clinicien dont l'esprit a été forgé et meublé, pour nous servir de l'expression de Montaigne, de formes bien déterminées et bien classées. Nous allons montrer, dans l'observation suivante, combien les phénomènes peuvent varier dans le cours d'affections dites cycliques, la pneumonie par exemple.

OBSERVATION I. (Recueillie dans le service de M. Voisin.)

La nommée L..., âgée de 42 ans, sans profession, entrée le 3 novembre 1873 dans la troisième division des aliénés de la Salpêtrière.

Note médicale. — Admise le 22 juillet 1872 dans une maison de santé pour y être traitée comme maniaque : incohérence.

Note de Saint-Anne. — Manie chronique, désordre des idées et des actes.

Renseignements du beau-frère. — Père mort de consomption, mère morte non aliénée, une sœur très-nerveuse et très-exaltée par instants, deux autres actives et laborieuses.

Il y a douze ans, madame L... perdit son mari; celui-ci fut assassiné par un fou, elle allaitait alors un enfant de 14 mois, son lait se passa rapidement, et elle fut atteinte aussitôt après d'une affection de peau (psoriasis)? Cinq ans après l'affection de peau disparut et la malade tomba dans une lypémanie accompagnée d'idées de suicide; de l'agitation survint, surtout après la mort de sa sœur, et elle fut mise dans une maison de santé.

Etat actuel. — Habitus extérieur cachectique, traces d'écorchures sur la peau du crâne, ecchymoses nombreuses, oreilles évidées à la circonférence, perte de beaucoup de dents, vue facile, parole tremblante, voix enrouée, pas de tremblement de la langue ni de déviation. Chapelet de ganglions cervicaux douloureux. Pas de goître.

Pas de souffle au cœur ni dans les vaisseaux. Rien aux sommets. Pas de douleurs spinales, mouvements des membres faciles. Très-maigre. Utérus normal, col un peu dévié à droite à cause d'adhérences anciennes. La malade est incohérente et s'irrite à la moindre question qu'on lui pose :

D. Comment vous appelez-vous?

R. Je n'ai pas besoin de le dire.

D. Où êtes-vous ici ?

R. Je ne le sais que trop.

Après ces réponses, incohérence absolue. Elle chante, siffle et imite *à s'y méprendre* le cri du corbeau.

Le 9 novembre, on la soumet aux injections de chlorhydrate de morphine. Elle n'a ni vomissement ni hypnotisme.

Le 28, perte de connaissance avec collapsus, écume à la bouche, cercle violacé aux lèvres, paupières légèrement infiltrées, quelques secousses cloniques. L'attaque a duré trois quarts d'heure. L'agitation dure toute la nuit. Puis retour à l'état normal, 2 gr. de chloral.

Le 22 décembre, nouvelle perte de connaissance complète, refroidissement des extrémités. Nous la trouvons très-faible et dans un état de dyspnée assez considérable. L'auscultation du poumon droit fait entendre des râles sous-crépitants en grand nombre, et, à la partie inférieure, un souffle tubaire très-accusé. Le poumon gauche offre quelques râles crépitants dans toute son étendue. Pouls 90. Température axillaire 31°. Température vaginale 32°. Le thermomètre est laissé pendant dix minutes et accuse la même température.

Nous examinons alors l'urine et nous y trouvons de l'albumine en grande quantité.

La malade meurt le 23 dans le coma, sans avoir présenté d'infiltration du tronc, ni des membres, ni de la face; les paupières seules offraient une légère boursouflure.

Autopsie faite au bout de 24 heures.

Encéphale sain à première vue. P. 1190 gr. artères de la base saines, nerfs crâniens sains, méninges saines; à la coupe des circonvolutions frontales, quelques petites taches formées par la décoloration ; anémie de la substance blanche et grise; pas de liquide dans les ventricules. Poumon droit hépatisé, des coupes pratiqués dans sa moitié inférieure montrent une hépatisation grise très-manifeste : poumon gauche œdématié ; cœur graisseux coloré en rouge brun ; sang poisseux, caillots noirs adhérents à la surface interne du cœur. Reins de volume normal, mais présentant une adhérence de la capsule au parenchyme cortical, néphrite corticale. Capsules surrénales volumineuses et aplaties; à la coupe, tissu jaune circonscrivant des vacuoles pleines de sang. Rate petite, congestionnée, tissu assez ferme. Autres viscères sains.

Cette observation est intéressante à plusieurs chefs ; outre le côté mental sur lequel nous reviendrons, elle offre un exemple de pneumonie arrivant rapidement et se terminant de même avec une température de 31° dans l'aisselle et 32° dans le vagin ; cet abaissement était le fait de l'urémie ; celle-ci n'avait présenté aucun des phénomènes habituels, tels qu'œdème de la face et du tronc, qu'on rencontre dans presque tous les cas. On voit donc par ce fait que les combustions organiques se traduisant par l'élévation de la température et la fréquence du pouls, peuvent être masquées, diminuées ou anéanties par une déperdition de l'albumine du sang, l'accumulation dans ce tissu de déchets organiques, en un mot par une espèce d'empoisonnement,

Cet aperçu sur la définition du symptôme et la manière dont il faut l'interpréter, était nécessaire pour passer à l'examen de ce que nous offre la clinique des maladies mentales. Les quelques considérations auxquelles nous nous sommes élevé, nous ont été inspirées par les leçons des plus illustres maîtres de cette faculté. Puissions-nous ne pas avoir été trop au-dessous de cette tâche !

CHAPITRE II.

Dans la réalité des choses, il n'y a pas deux pathologies, comme l'ont voulu faire quelques auteurs : une pathologie ordinaire, et une pathologie mentale, aussi les réflexions que contient le chapitre précédent peuvent-elles s'appliquer également à celui-ci. Le cerveau est un organe ou plutôt un ensemble d'organes qui ont un fonctionnement bien déterminé quoique synergique. Et, de même que le rein, le foie, le poumon offrent des symptômes en rapport avec les lésions spéciales à chacune de ces glandes, de même l'appareil cérébral offre des symptômes particuliers à chacune des parties qui le composent. Diversité d'organes, diversité de fonctions. De plus, en raison de la texture délicate de cet appareil et de son importance comme facteur vital ou comme réactif (suivant les opinions), il n'est pas étonnant que nous rencontrions dans les affections qui l'atteignent une complexité et une mobilité incomparables.

Or, comme l'esprit humain a une tendance irrésistible à conclure et à induire avant d'avoir observé complètement et scientifiquement, on a cru voir dans les phénomènes cérébraux une essentialité qui rendait compte de leur nature et de leurs formes. C'est ainsi que la folie morale, folie lucide (Trélat), et autres vésanies ont été dites essentielles, sans lésions autres que celles de l'être pensant. C'est ainsi que les délires partiels si bien étudiés par MM. Lasègue, Moreau, Baillarger, ont été considérés comme de véritables maladies, des états morbides ayant sous leur dépendance une catégorie de symptômes plus ou moins déterminés. Il nous semble, avec plusieurs des maîtres contemporains, que, malgré l'absence de lésions visibles, on n'est pas en droit de conclure à l'indépendance du symptôme à l'égard de la lésion ; car celle-ci a pu être passagère et consister en une simple congestion ou anémie localisées ; quant aux délires partiels, ils doivent être considérées comme des symptômes ou des syndromes, mais non pas comme entités morbides ; on les rencontre jouant le rôle d'éléments dans la paralysie générale progressive, dans la sclérose cérébrale (Jaccoud, Valentiner), l'ataxie locomotrice (Baillarger). Ils sont quelquefois les prodromes d'affections mentales, prenant le caractère chronique d'emblée et se composent toujours d'excitation ou de dépression. En un mot, toutes les affections cérébrales peuvent déterminer tous les phénomènes délirants.

L'observation suivante montre la difficulté qu'ils peuvent apporter au diagnostic, en masquant les autres symptômes de la maladie.

Obs. II. (Recueillie dans le service de M. Berthier.)

Man, est né d'un père aliéné et ivrogne et compte dans sa famille un grand nombre de phthisiques.

Dès son enfance, il se montra bizarre, enclin à des idées fixes et porté à la somnolence. Cependant il arriva jusqu'à l'âge de 40 ans sans se montrer trop excentrique. Mais à cette époque, il commença à éprouver des frayeurs dont il ne pouvait se rendre compte ; étant à Florence, il craignait qu'on ne l'assassinât, voyait des agents de police partout et toujours à ses trousses ; il eut à cette époque une première congestion cérébrale, puis plusieurs mois après, une seconde, qui fut traitée par la saignée et marqua le début définitif de son aliénation. « Je deviendrai fou, s'écriait-il, en se prenant la tête entre les mains. » Rentré en France, il fut ramassé par la police comme vagabond, et un certificat médical le déclara atteint d'affaiblissement intellectuel, avec idées de grandeur et menaces de paralysie générale. A Sainte Anne, on nota seulement : délire de persécution avec idées ambitieuses et troubles de la sensibilité générale. Man. entra à Bicêtre, le 16 septembre 1872. Il avait été, nous dit-il, la victime d'une bande d'ennemis qui, dans un intérêt d'argent, cherchaient à le faire disparaître par le meurtre ou le poison ; le complot durait depuis plusieurs années, prenait toutes les formes et le suivait dans tous les pays, mais le roi Victor-Emmanuel l'avait protégé parce qu'il savait bien qu'il avait affaire à un descendant d'une famille princière du Bengale. Quelques jours après son arrivée, le malade réclame vivement sa sortie, il s'insurge contre sa séquestration et ne comprend pas comment on a pu se tromper à ce point. Il soupçonne le médecin, le nommé Labique

qui se cache sous le nom de Berthier et qu'il a vu
à Lyon sous la forme d'un notaire. Quand on lui
demande les preuves de son arrestation, il sourit
dédaigneusement et il répond : C'est assez connu ;
du reste, il y a des papiers ; on les retrouvera quoi-
qu'ils aient été volés. Depuis trois mois que Man.
est à Bicêtre, il a les mêmes sentiments ; il refuse
de travailler et se croit sous le coup de poursuites;
cependant, quand on l'examine bien, on peut re-
connaître quelques troubles de la motilité, un
tremblement très-léger de la langue et des mains,
tressaillement fibrillaire des muscles de la face.
En outre, l'écriture dénote un défaut de sûreté
dans la préhension, certaines lettres sont sautées.

Evidemment cet homme est atteint de folie paralytique ; mais le délire de persécution très-accusé,
au début et encore aujourd'hui, a pu masquer jusqu'à un certain point les symptômes de l'affection
que Calmeil a si bien décrite ; on a vu que le certificat de Sainte-Anne ne fait mention que des idées
de persécution et de l'agitation, signes qui parais-
saient au premier plan du tableau fourni par ce
malade. Le tremblement des muscles des lèvres et
de la langue, l'hésitation dans la parole et dans
l'écriture nous ont mis sur la voie du diagnostic,
et cependant il nous serait facile de prouver par
de nombreux exemples qu'il est des cas où ces
signes ne font nullement partie du groupe symptomatique qu'on rencontre dans la folie paralytique.
Nous pourrions citer un ancien officier de lan-
ciers D..., qui, entré deux fois à Bicêtre pour
une véritable folie de persécution au type

Calmette. 2

classique, a fini par se révéler comme n'étant qu'un véritable épileptique. Une sorte de tremblement que M. Berthier appelle tremblement émotif peut se présenter dans le cours de délires simples, et induire en erreur l'observateur le plus expérimenté.

Obs. II. (Recueillie dans le service de M. Berthier.)

Un élève en théologie protestante, d'habitudes tempérantes, se présente à la visite. Après l'avoir examiné fort longtemps et ne trouvant rien d'anormal qu'une certaine hésitation dans la prononciation, le médecin aperçut un sautillement inégal des lèvres et un tremblement très-manifeste à la langue. Le malade se plaignait de crampes aux mollets, de douleurs de tête et de faiblesse générale. Sa mémoire, disait-il, lui faisait quelquefois défaut. Les premiers soupçons du médecin se portèrent sur une rémission de paralysie générale. Quelques jours après, nous constatâmes un léger délire de persécution accompagné d'une diminution sensible des phénomènes nerveux. Peu à peu ceux-ci disparurent et le malade sortit parfaitement raisonnable et sain de corps et d'esprit.

Il arrive très-souvent que, sous l'influence d'une émotion, un véritable bégaiement se produise chez un individu, ou d'autres accidents nerveux, et Tissot rapporte le fait d'un jeune homme qui tombait dans une hémiplégie complète du côté droit, lorsqu'il venait à ressentir une joie vive.

Nous pourrions parler encore du délire des grandeurs, à propos de la variation et de la variabilité des symptômes mentaux ; qu'il nous suffise de rappeler qu'on rencontre à chaque pas, dans les asiles d'aliénées, des malades affectés de cette forme de délire et qui n'ont jamais éprouvé la moindre atteinte de paralysie générale. L'étude de M. Taguet est riche en exemples de ce genre. De même le délire des actes, dont mon collègue le Dr Darde a résumé l'histoire dans sa thèse, ne présente comme éléments et comme formes aucun caractère constant. Si, des délires simples, c'est-à-dire pouvant survenir primitivement, nous passons aux délires secondaires, qu'on rencontre dans le rhumatisme, dans la fièvre puerpérale, dans les grands traumatismes, les mêmes réflexions pourront être faites que précédemment. Partout une multiplicité et une variabilité à l'infini qui trouvent leur raison d'être aussi bien dans des considérations tirées de l'état du système nerveux que de l'individu lui-même. Ici les questions de terrain, suivant l'expression de M. le professeur Béhier, doivent être envisagées, et alors se dressent les problèmes de l'hérédité, et de la transformation des états morbides les uns dans les autres. Dans la thèse de notre collègue et ami le Dr Landrian, nous trouvons plusieurs faits de délire nerveux observés à Strasbourg, pendant le siége, chez des blessés épuisés au physique autant qu'au moral ; cette forme, qu'on a voulu assimiler au délire alcoolique ou traumatique et que Dupuytren avait bien étudiée, revêt les caractères d'une agitation excessive avec insensibilité complète des parties blessées. En même temps, la température est abaissée et le pouls reste normal. Dans le délire traumatique la sensibilité n'est pas éteinte, et les signes physiques du délire alcoolique, avec les hallucinations qui le caractérisent, ne peuvent induire en erreur au sujet de la distinction qu'il faut faire entre ces divers syndromes ; cependant ils peuvent se mélanger les uns aux autres et perdre ainsi le type que les auteurs leur assignent.

On ne peut pas établir de manies goutteuse, scrofuleuse, syphilitique, en un mot, de manies diathésiques à cause de l'inconstance de leurs caractères élémentaires, et de leur non-spécialité vésanique. Griesinger, appelle forme prolongée de l'encéphalopathie rhumatismale, le délire qui survient dans le cours du rhumatisme articulaire aigu et qui coïncide souvent avec la chorée chez les enfants ou les jeunes gens. M. Mesnet l'appelle folie rhumatismale ; il n'est guère possible d'en faire une entité morbide si l'on envisage la composition élémentaire de ce délire ; c'est tantôt un délire de persécution, tantôt une mélancolie profonde, tantôt des hallucinations variées (Marié, Thoré, Oulié, Barrows). La manie puerpérale doit-elle former un groupe à part ? Si nous la considérons avant l'accouchement, nous trouvons un ensemble de phénomènes des plus disparates les uns par rapport aux autres. Marcé dit que la mélancolie est la forme la plus fréquente, mais bon nombre de faits prouvent que les envies, les perversions du goût, les agitations subites que présentent les femmes pendant la gestation rompent le cadre qui a été assigné à cette forme de délire (observations de Camerarius, de Borelli, de Forestier). Pendant l'accouchement, denouveaux phénomènes peuvent se produire ; on observe alternativement de la tristesse, de l'excitation, de l'exaltation, des sentiments affectueux ou d'aversions, de la loquacité, de l'insomnie, quelques troubles des sens ; cette nomenclature suffit pour montrer combien peu ce délire est systématisé. Nous pourrions en dire autant des formes délirantesqui surviennent après l'accouchement et chez les nourrices. Marcé, dans son Traité de la folie des femmes enceintes, 1858, a fourni des documents très-intéressants sur cette question.

En un mot, les délires qu'on observe ou dans les affections fébriles ou dans les maladies diathésiques ne diffèrent en rien de ceux qui forment les éléments de la paralysie générale ou de la folie simple ; leur intensité, leurs formes, leur évolution, dépendent uniquement de l'état des organes qui président aux fonctions cérébrales, et du milieu dans lequel ils se développent.

Les règles qu'il faudrait suivre pour l'établissement d'une bonne classification sont au nombre de trois principales :

1o Une classification doit comprendre tous les faits qui peuvent se présenter.

2o Les caractères de ces faits peuvent être subordonnés et hiérarchisés de telle façon, qu'en indiquant le caractère le plus important, on puisse faire deviner ou supposer l'existence de presque tous les autres,

3º Les faits réunis dans un même groupe doivent aussi présenter, à un moment donné, un ensemble de caractères communs qui les rapprochent, et de caractères différentiels qui les distinguent des groupes voisins. (J. Fabret.)

Nous allons montrer, dans le chapitre suivant, combien ces desiderata sont loin d'être comblés, et sur quelles considérations on a été forcé de s'appuyer pour faire des cadres en médecine mentale.

CHAPITRE III.

Les classifications ou systèmes de nomenclature qui ont été proposés en médecine mentale sont innombrables ; aussi ne ferons-nous que citer les principales de ces tentatives, qui n'ont eu pour effet que de montrer l'impossibilité où on est de déterminer des bases sérieuses et en rapport avec les exigences de la science, pour asseoir un édifice durable.

Ces nombreux essais, que nous allons passer rapidement en revue, ont eu une influence malheureuse au point de vue de la valeur des mots dont on se sert en pathologie mentale. Et c'est ainsi qu'on a vu des savants, tels que Pinel et Parchappe, ne pas s'entendre au sujet de la signification des expressions : stupeur, imbécillité, démence. Suivant quelques auteurs, mélancolie indique un délire dans lequel prédominent les idées de crainte et de tristesse ; suivant les autres, un délire partiel, sans idées particulières, d'où la mélancolie gaie de Sauvages.

Nous ne rappellerons pas la nombreuse synonymie de l'affection connue sous le nom de paralysie générale.

D'après Foville fils, qui a exposé un abrégé de la question dans un excellent article du *Diction-*

naire de médecine pratique, on peut diviser les classifications qui se sont succédé en quatre groupes bien distincts : classifications psychologique, symptomatologique, étiologique et anatomique.

Félix Plater (1625) classe les délires en perversion, affaiblissement ou abolition de l'imagination, de la mémoire et de la raison. Weickard (1790) divise les maladies de l'âme en deux classes, celles de l'intelligence et celles du sentiment. Ces deux auteurs n'ont, comme on le voit, considéré que le point de vue psychologique.

Sauvages (1767), Ploucquet (1791), Erhardt (1794), Valenzi (1796), admettaient quatre ordres de vésanies ; Cullen (1782) et Chiarugi (1794) trois ordres de délire, la manie, la mélancolie et la démence. Tous ces auteurs fondaient leur point de départ sur l'observation des symptômes, observation trop systématique.

Galien s'était servi d'une méthode mixte ; il admettait trois facultés directrices, imagination, raison, mémoire (méthode psychologique), et les considérait exposées chacune à trois ordres de lésions, abolition, affaiblissement, perversion (méthode clinique). Arnold (1782) a procédé d'une façon analogue ; il a distingué deux genres d'insanités, «idéal insanity, notional insanity,» en séparant la sensation qui produit des idées de la réflexion qui engendre les notions. Les subdivisions qu'il a créées sont toutes basées sur la symptomatologie.

En 1800, parut le *Traité médico-philosophique* de Pinel, qui ajouta l'idiotie aux trois genres établis par Cullen.

Esquirol divisa la folie en cinq genres : lypémanie, monomanie, manie, démence et imbécillité. Ces expressions ont été interprétées de mille manières, et ont peu servi à la clarté des nomenclatures que ses successeurs ont adoptées. Cependant la classification d'Esquirol, étant basée sur les symptômes, accusait une tendance scientifique dont on a très-fructueusement profité .

Pendant ce temps (1818), en Allemagne, Heinroth et Ideler se lançaient dans la métaphysique des passions, et fondaient une classification psychologique que Jacobi et Friedreich s'efforçaient de combattre par des tendances tout à fait opposées. Les aliénistes français contemporains ont tenu compte de la multiplicité des symptômes, et la division de Ferrus, délire partiel, délire général, n'a pas résisté aux objections de Falret, Foville, Delasiauve, Baillarger, Marie, Brierre de Boismont et autres. On a reconnu qu'en pathologie mentale, il ne fallait pas compter avec les entités, mais bien avec les éléments morbides; et Morel en France (1860), Skae et Batty Tuke en Angleterre, ont établi une classification qui repose sur l'étiologie. Morel considère six groupes dans les maladies mentales :

1º Aliénations héréditaires ;

2º Aliénations par intoxication ;

3º Aliénations par transformations de névroses ;

4º Aliénations idiopathiques (folie paralytique);

5º Folies sympathiques ;

6º Démence en forme terminale commune.

Cette classification ou plutôt ce classement est

un des meilleurs qui aient été faits ; seulement son point d'appui n'est pas naturel, dans le sens philosophique du mot. M. Berthier avait essayé, dès 1857, dans sa thèse inaugurale (*De la nature de l'aliénation mentale d'après ses causes*), de poser des jalons dans ce sens, et il s'était rencontré, à son insu, avec un judicieux observateur du xvie siècle, Nicolas le Pois. Mais que de difficultés dans l'appréciation des causes ! Griesinger avait fondé également sa classification des maladies mentales sur l'étiologie et sur l'examen des désordres des fonctions sensitives et motrices. L'auteur avoue lui-même, au début de son exposition, que ce n'est qu'une tentative : « Mon intention, dit-il, a été de montrer qu'on pouvait parvenir, avec le temps, à construire l'édifice d'une pathologie spéciale des maladies du cerveau, caractérisée par la prédominance des symptômes psychiques. Cette méthode est encore symptomatique ; mais elle n'est plus exclusivement basée sur les symptômes psychiques, et doit constamment être en rapport avec le diagnostic étiologique. » Si l'on pouvait établir une subordination des causes et déterminer la valeur hiérarchique de chacune d'elles dans la production des phénomènes mentaux, les classifications étiologiques seraient naturelles ; mais cette détermination est impossible, eu égard à la mobilité et à la variété des fonctions cérébrales. Enfin il arrive souvent que la cause cesse d'agir, et que l'effet n'y est plus rattaché, qu'il est émancipé. Aussi faut-il avoir toujours présente à l'esprit, dans l'étude des effets et des causes, cette pensée profonde de Jean-

Jacques : « Je sais que la vérité est dans les choses et non dans mon esprit qui les juge, et que, moins je mets du mien dans les jugements que j'en porte, plus je suis sûr d'approcher de la vérité. »

Le système anatomique, voilà celui qui serait le plus approprié aux tendances de tout esprit scientifique, celui qui serait le plus utile dans la détermination des groupes morbides. M. A. Voisin a entrepris des recherches patientes et déjà fécondes, et pour le moment il est arrivé à catégoriser quatre états spéciaux : la folie congestive, la folie anémique, la folie athéromateuse, et la folie par tumeurs cérébrales ou lésions diverses. Malheureusement, les symptômes ne se trouvent pas aussi bien catégorisés que les lésions correspondantes, et l'auteur avoue lui-même qu'elles n'embrassent pas, il s'en faut de beaucoup, toutes les variétés des maladies mentales. Mais la voie dans laquelle M. Voisin s'est engagé est, suivant nous, celle que devront suivre les observateurs futurs ; elle est hérissée de mille difficultés, à cause de la faiblesse de nos connaissances en anatomie topographique et en physiologie sur le cerveau. Espérons cependant que ces difficultés n'enlèveront rien à l'ardeur des expérimentateurs.

Pour Foville, il y a sept espèces de folie simple, sept entités morbides distinctes :

1_0 La manie, qui comprend les excitations délirantes les plus variées : folies simples, folies lucides, folies morales.

2_0 La lypémanie générale, c'est-à-dire un délire mélancolique, avec abattement, tristesse, craintes, scrupules, etc. Cette entité morbide se divise en trois variétés ou degrés :

a. Lypémanie anxieuse (aliénés gémisseurs) ;

b. Lypémanie calme (mélancolie simple) ;

c. Lypémanie stupide (stupidité, stupeur).

3_0 La lypémanie partielle, comprenant la lypémanie et la monomanie d'Esquirol. C'est une forme essentiellement hallucinatoire ; elle se présente également sous l'apparence de folie hypochondriaque, de délire des persécutions, de délire des grandeurs, et de démonomanie (forme rare aujourd'hui).

4o La folie à double forme ou folie circulaire. C'est celle qu'ont si bien étudiée Baillarger et Falret père.

5o Folie des actes. Elle comprend ce que l'on a appelé manie sans délire, manie raisonnante, morale, impulsive, instinctive.

6º Folie épileptique, hystérique, choréique, à formes extrêmement variées.

7o Folie puerpérale.

Il n'y a pas un seul de ces états qui ne puisse se transformer en un autre, et cette division de maladies ne nous semble qu'une division de syndromes. Nous ne reviendrons pas sur les considérations que nous avons présentées plus haut, au sujet de quelques-unes de ces divisions, et nous passerons à l'étude des groupes cliniques qui nous paraissent le plus susceptibles de servir à une classification.

CHAPITRE IV.

DÉTERMINATION DE GROUPES CLINIQUES.

D'après ce que nous venons d'exposer, les symptômes et les syndromes n'ont aucune valeur par eux-mêmes; mais lorsqu'ils sont réunis ils peuvent, par leur assemblage, revêtir une forme déterminée et servir de termes pour désigner un malade. Expliquons-nous : les facultés de l'entendement étant les résultats du fonctionnement normal de notre appareil cérébral, il nous sera nécessaire, dans la maladie, de rapporter les symptômes que nous observerons à ces facultés; ici nous n'aurons pas à redouter la multiplicité des formes, car nous admettons, avec la plupart des métaphysiciens, trois états cardinaux auxquels il est facile de ramener tous les faits de notre économie mentale : l'intelligence, la sensibilité, la volonté. C'est en se fondant sur ces principes que notre excellent maître M. Berthier a pu établir, non pas une classification, non pas un système, mais une simple division de *groupes cliniques*, qui, ne préjugeant en rien sur les entités morbides des autres auteurs, servent à arriver à une idée nette du malade, et de l'importance de son état *aux points de vue médico-légal* et *thérapeutique*.

Dans un premier groupe, qu'il appelle stœchiomanie (folie rudimentaire), les attributs mentaux sont :

L'extravagance et l'exaltation d'idées plausibles en apparence ;

La versatilité avec perversion des sentiments ;

Les débordements agressifs et quinteux de la volonté. L'état morbide ainsi caractérisé présente une ébauche de toutes les vésanies : on peut y ranger la folie lucide, ou folie morale.

Le second groupe est constitué par :

La soudaineté périodique délirante ;

L'aveuglement temporaire des sentiments ;

L'automatisme de la volonté au temps de l'action.

C'est la physiomanie, ou folie instinctive, qui a pour apanage l'intermittence dans les accès : folie similaire, folie congestive.

3° La logomanie (folie raisonnée) existe quand on rencontre :

Une fixité des idées délirantes et logiques ;

La conversion des sentiments ;

L'obsession de la volonté.

Le malade commet des actes et se livre à des discours insensés qui se déduisent logiquement d'idées chimériques (délire des persécutions).

4° Lorsqu'on a devant les yeux un malade qui présente :

De la confusion ou de l'obscurité des idées ;

De la perplexité des sentiments ;

De l'oppression de la volonté,

On peut donner à l'état dans lequel il se trouve le nom de plexomanie (folie stupide, stupeur).

Ces quatre premiers groupes sont fondamentaux ; ils existent seuls ou unis entre eux. M. Berthier donne le nom de polymanie à l'association de ces divers états dans un même individu.

L'holomanie, ou folie générale que ce savant observateur place en sixième ligne, la zoomanie, ne sont pas des groupes à proprement parler, mais bien la terminaison possible des premiers énumérés plus haut, la démence pouvant survenir à la fin de toutes les vésanies.

Telle est la division adoptée par M. Berthier, dans les formes si diverses d'aliénation mentale : nous le répétons, ce n'est ni une classification naturelle, ni une nomenclature, c'est une assise de groupes auxquels peuvent se ramener tous les cas observés. Ces groupes sont artificiels comme entités, mais ils répondent parfaitement à la clinique.

Voici quelques exemples types dont l'exposé est intéressant à plusieurs égards.

Obs. IV. (Recueillie dans le service de M. Berthier ; résumée.)

Le nommé H., capitaine au long cours, entré à Bicêtre le 21 mars 1872, ne présente à son entrée aucun phénomène caractéristique d'un délire systématisé. Il a été arrêté, lançant des pierres contre une caserne et se livrant à des excès de langage en plein boulevard. Il criait partout que l'empereur lui était apparu ainsi que les princes de la famille impériale, et ne cessait de répéter et de vociférer les cris de vive l'empereur. Cette agitation cessa à Bicêtre et H. parut très-docile ; au bout de quelques jours il demanda sa liberté, et nous avoua qu'il avait simulé la folie pour avoir du pain, car il était arrivé dans le dénûment le plus complet, le 4 septembre lui ayant enlevé une place de commissaire de police qu'il occupait en province. M. Berthier le laissa sortir. Quelques jours après H. nous revint pour les mêmes motifs que la première fois, il s'était livré à des scènes de désordre sur la voie publique. Cependant H. ne présentait aucun délire sensible, lorsqu'il nous remit un cahier contenant ses impressions, cahier qui contribua pour beaucoup à nous instruire sur son état mental, en voici un exemple : « A peine était-je sorti de Bicêtre que *les apparitions* recommençaient dans Paris au cris répétés de vive l'empereur, vive l'impératrice, vive le prince impérial ! J'ai parcouru tous les quartiers de Paris et partout le peuple a été frappé par la vue des images de la famille impériale. J'ai fait apparaitre la colonne avec l'espérance à l'orient, sous la forme d'un ancre, j'ai frappé cette ancre avec une baguette et elle a rendu un son vibrant. Il y a six jours, l'empereur Napoléon Ier est apparu devant le dôme.

«L'air s'était teint de feu et de sang. Une grande bande blafarde s'abaissait vers l'occident. Dans cette direction, nous avons vu la forme pure d'un jeune homme. Nous entendions comme des coups de fouet et des croassements de corbeaux. La forme gracieuse, virile s'est élancée vers la grande ombre qui a fait un geste en disparaissant dans la majesté du tombeau. A la place, nous avons vu un homme avec une couronne d'épines et alors le ciel s'est fait beau sur Paris. Le doux parfum des orangers parvenait jusqu'à nous. Tous les villages nous ont apparu dans un mirage immense avec leurs bosquets, leur ruisseaux et leurs graves vieillards. Ceux qui m'ont arrêté, ont été frappés de l'atmosphère de feu et de sang. » On voit que le délire de H... avait été hallucinatoire, seulement ce délire s'était calmé grâce à l'isolement, et avait passé presque inaperçu. Analysons les éléments qui le composent et nous y trouverons le germe de tous les états vésaniques, de toutes les hallucinations, aussi bien celle de la sensibilité générale que de la sensibilité spéciale, mais qui peuvent se rapporter toutes à une idée fixe, à un roman systématisé. la place nous manque pour rapporter les pièces curieuses que H... nous a fournies pour l'éclaircissement de son état mental que nous nommerons logomanie. Nous pourrions citer plusieurs observations, comme exemples de groupes morbides établis par M. Berthier, mais elles n'offriraient ancun caractère spécial; nous ferons remarquer toutefois que ces groupes existent à différents modes, et qu'il y a des logomanies à mode physiomaniaque, plexomaniaque etc.... De même dans la plexomanie, lypémanie d'Esquirol, on peut rencontrer plusieurs formes, plusieurs modes qui intéressent autant le nosologiste que le praticien. Esquirol, lui, considérait une forme aiguë, démence aiguë, et Pinel faisait allusion à sa forme chronique, lorsqu'il définissait la stupidité un idiotisme avec arrêt de développement.

Ces deux formes se rencontrent fréquemment et

ont un pronostic différent; la plexomanie à mode aigu (logomaniaque ou autre) peut s'amender et guérir; celle que Pinel appelle idiotisme en forçant peut-être un peu les termes, est sujette à se terminer par la zoomanie ou cachexie mentale. En voici deux exemples :

Obs. V. — Lecourl, peintre sur verre, entre à Bicêtre le 9 août 1872, dans le service de M. Berthier; ses certificats portent : Délire de persécution, hallucination de l'ouïe, tentatives d'assassinat, de suicide, habitudes d'alcoolisme. A son arrivée, nous le voyons en proie à une inquiétude vague et à des illusions de la vue; mais ces phénomènes sont accompagnés d'une grande dépression, d'une lenteur remarquable dans la conception, et d'une obscurité de la mémoire. Au bout de quinze jours, même état apathique, sans aucune initiative, il se promène en cercles dans la cour : nous cherchons à l'interroger et nous n'obtenons que quelques réponses brèves, le plus souvent monosyllabiques. M. Berthier le soumet à l'administration de douches fraîches; ce mode de traitement paraît le réveiller un peu de sa torpeur habituelle et ses réponses deviennent un peu plus satisfaisantes. Il dessine à l'école; d'abord ce ne sont que des figures ébauchées et disposées sans ordre, puis il s'applique à modeler des ombres sur une seule tête, enfin il finit par s'adonner au dessin de portraits dont les originaux sont pris dans son imagination ou dans le service. Il réussit du reste parfaitement. C'est alors qu'on peut constater chez lui une véritable amélioration. La stupeur diminue, il commence à parler comme tout le monde et nous raconte son histoire qui est celle de tous les amants trompés, et doués en même temps d'une imagination déréglée. Il nous dit qu'il était plongé dans une confusion profonde et comme tiraillé par des idées dans tous les sens. Cependant Lecourl n'offre pas un état de rétablissement complet, il a un rire qui n'est pas franc, un regard un peu hébété ; mais il est en bonne voie lorsque nous le quittons en janvier 1873.

Obs. VI. — L..., ancien artilleur, entre à Bicêtre dans le service de M. Berthier, le 2 avril 1872. Ses certificats portent : mélancolie avec hallucinations, refuse de parler et d'agir, se livre jour et nuit aux actes les plus désordonnés. A son arrivée, nous remarquons une stupeur profonde, il ne prononce que de rares monosyllabes ; mouvement perpétuel sur place, se déshabille continuellement et fait tous ses efforts pour casser les carreaux de la salle. Bon appétit et bonne mine. Tout le mois d'avril se passe dans cet état. Nous constatons une grande inertie morale et intellectuelle ; il se remue sans cesse sur sa chaise, se lève, se rassied, regarde toujours autour de lui, ruminant quelque chose entre ses dents. Il voudrait parler et ne peut. Au mois de juillet, accès d'agitation, avec chants, gestes, déclamations. Au mois d'août, il retombe dans la stupeur. Au mois de septembre, signes de démence incontestables; il urine dans l'assiette d'un de ses camarades ; éternue dans sa soupe qu'il mange ensuite. Embonpoint manifeste. Octobre : sous l'influence d'un abcès sous-mentonnier, qui l'oblige à garder le lit pendant huit jours, le malade paraît devenir calme : la stupeur s'efface, mais quelques jours après la cicatrisation de l'ouverture faite pour évacuer le pus, L..., retombe plus que jamais dans son état antérieur ; l'agitation renaît de plus belle et la camisole de force devient son vêtement habituel.

Depuis notre départ de Bicêtre, L..., a eu de légères rémissions, mais n'a pas changé quant au fond et est devenu dément et complètement abruti.

Ces deux observations montrent deux modes bien distincts de plexomanie ; la seconde offre quelque intérêt au point de vue de la rémission qu'on observe dans les phénomènes mentaux lors d'une violente révulsion. Nous avons vu plusieurs fois ce fait se produire à Bicêtre.

Nous ne dirons rien de l'holomanie, et des autres groupes qui suivent ; leur définition indique les cas auxquels ils s'appliquent, ce sont de beaucoup les plus fréquents. La zoomanie n'est autre chose que la démence, une véritable cachexie mentale, et la tératomanie, l'idiotie, ou arrêt de développement intellectuel. L'observation I, au début de notre thèse, montre un cas de zoomanie dans le sens propre du mot ; manger des ordures, se traîner dans la fange, imiter le cri des oiseaux, c'est bien là présenter le tableau d'un être placé au bas de l'échelle intellectuelle des animaux.

En somme, les groupes que nous proposons, répondent avant tout, non pas tant à des formes qu'à des indications définies et surtout pratiques.

CHAPITRE V.

CONCLUSIONS ET APPLICATIONS DE CES PRINCIPES AU TRAITEMENT ET A LA MÉDECINE LÉGALE.

Si l'on admet l'existence des groupes cliniques dont nous venons de faire la courte exposition, on verra que les conséquences au point de vue du traitement s'imposent presque d'elles-mêmes.

A un stæchiomane, on appliquera un mode de traitement purement moral, pour ainsi dire pédagogique, tels que Leuret, en France et Conolly en Angleterre l'ont formulé. A un physiomane, les moyens tempérants, une médication calmante, antispasmodique, antiphlogistique dans certains cas, afin de prévenir les mouvements congestifs, les impulsions soudaines, et ces espèces d'aura qui les précèdent.

Quant à la logomanie, on n'obtiendra de bons effets qu'à l'aide de diversions continuelles et méthodiques; une médication empruntée aux ressources de la thérapeutique aurait grande chance de ne pas réussir, rationnellement parlant; cependant nous avons vu de bons effets se produire sous l'influence d'injections de chlorhydrate de morphine préconisées par notre excellent maître M. Voisin ; ces résultats heureux ont besoin de temps pour être complètement confirmés et surtout expliqués.

La polymanie, l'holomanie, la zoomanie et la té_
ratomanie sont des états composites entre eux ; ils
signalent la terminaison des affections mentales
ou leurs associations, et ne devraient pas, à notre
sens, être mis sur la même ligne que les autres
groupes ; leur traitement réclame donc la connaissance des antécédents morbides du sujet et
l'application de l'analyse clinique.

Quant à la paralysie générale, il n'y a aucune
règle à donner à l'égard de son traitement. Elle
est le type d'une entité morbide véritable ou, pour
mieux dire, d'une entité anatomique bien décrite.

Les contre-stimulants et les révulsifs pourront
donner de bons résultats.

Ces cadres pourront encore être d'une grande
utilité dans la médecine légale des aliénés et, avant
tout, ils seront une ressource précieuse pour dis-
tinguer l'aliéné de celui qui ne l'est pas. Dans
notre pays où les avocats de toute espèce ont souvent trop beau jeu, il n'est pas rare d'assister au
spectacle d'hommes étrangers à la médecine qui
viennent trancher en une seule affirmation, les
questions les plus difficiles de l'aliénation mentale. Il n'est peut-être pas un domaine de la
science dont l'étude soit plus ardue et plus délicate et exige une plus longue expérience. C'est ce
que M. le professeur Tardieu, dans son Etude
médico-légale de la folie, affirme à la manière
éloquente qu'on lui connaît. « Je maintiens, dit-
il, que placé en face d'un aliéné, le médecin ne
peut prononcer consciencieusement sur un état
mental, que s'il a pu lui assigner une place dans

l'aliénation ; et que, s'il veut faire peser sa conviction dans l'esprit de ceux qui ont réclamé son avis, il faut de toute nécessité qu'il leur fournisse des preuves de l'observation médicale et non des formules indécises aussi inutiles à la justice que peu dignes de la science. »

Ces cadres, ces preuves tirées de l'observation médicale, nous croyons que l'état actuel de nos connaissances ne peut nous les fournir que cliniquement, à l'aide de groupes fondés sur l'altération de nos facultés élémentaires et l'appréciation nette des symptômes offerts par le malade. Telle est notre conclusion.

Paris. A. Parent, imprimeur de la Faculté de Médecine, rue Mᵉ-le-Prince. 9.